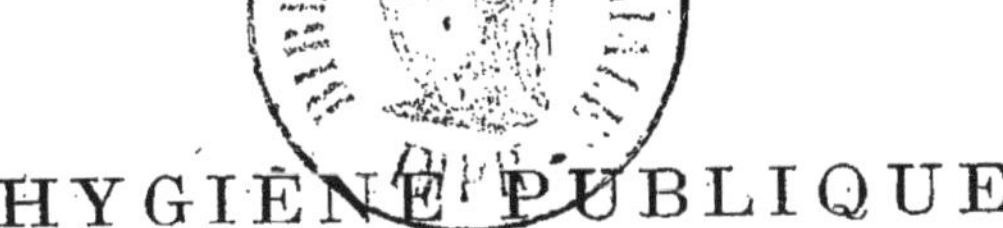

HYGIÈNE PUBLIQUE

DU MOYEN
DE
PRÉVENIR LA PHTHISIE
PAR L'EMPLOI
DES HYPOPHOSPHITES

SOUS PRESSE, PAR LE MÊME AUTEUR

DE LA CAUSE IMMÉDIATE DE LA PHTHISIE PULMONAIRE ET DE SON TRAITEMENT SPÉCIFIQUE PAR LES HYPOPHOSPHITES. — DEUXIÈME ÉDITION, UN VOL. IN-8°.

HYGIÈNE PUBLIQUE

DU MOYEN
DE
PRÉVENIR LA PHTHISIE
PAR L'EMPLOI
DES HYPOPHOSPHITES

PAR

J. FRANCIS CHURCHILL, D. M. P.

PARIS
LIBRAIRIE DE VICTOR MASSON
17, RUE DE L'ÉCOLE DE MÉDECINE

1859

AVANT-PROPOS

Les pages suivantes sont la traduction d'une lettre que j'ai adressée, il y a quelque temps, à l'un des principaux journaux des États-Unis. Ma découverte du remède spécifique de la phthisie pulmonaire a été publiée pour la première fois en juillet 1857, dans un mémoire adressé à l'Académie de médecine, et reproduit dans un ouvrage intitulé : *De la cause immédiate et du traitement spécifique de la phthisie pulmonaire et des maladies tuberculeuses,* qui a paru en octobre de la même année. Ce livre a été épuisé très-rapidement et ne se trouve plus dans le commerce de la librairie depuis plus d'un an. J'ai retardé l'impression de la seconde édition parce que j'ai voulu soumettre les opinions que j'avais avancées à l'épreuve d'une observation clinique prolongée. Cette épreuve est aujourd'hui finie, et les résultats en seront publiés sous peu de jours. Si je semble anticiper aujourd'hui sur cette publication, c'est parce que le *traitement* de la phthisie, par sa nature même et par les difficultés qu'il soulève, ne peut guère être compris que par les médecins, et que c'est à eux seuls que s'adressera mon livre. Au contraire, la *prophylaxie,* ou moyen de prévenir cette triste maladie, pour être réellement utile et pour devenir d'un emploi universel, doit pouvoir s'expliquer en termes assez généraux et en même temps assez précis pour être à la portée de tous les esprits cultivés. J'ose me flatter que l'exposé que j'en donne dans les pages suivantes réunit ces deux conditions.

Pour apprécier quelle est l'importance de cette question, il suffit de songer que parmi toutes les causes de misère qui affligent l'humanité, la phthisie occupe peut-être le premier rang. Elle détruit un sixième de notre espèce. Dans les grandes villes, elle moissonne la fleur de la population, puisque, à elle seule, elle tue, entre l'âge de vingt et celui de quarante ans, presque autant d'adultes que toutes les autres maladies réunies. Ceux qui en souffrent ne succombent en moyenne qu'après deux années de maladie; ce qui, pour les classes ouvrières, équivaut le plus souvent à une incapacité de travail d'un an. Ce temps est plus que suffisant pour épuiser les faibles ressources de ceux qui vivent au jour le jour, de sorte qu'en mourant, le phthisique lègue à sa famille non-seulement une fatale prédisposition à la même maladie, mais de plus une misère pressante et immédiate. Cette question me semble donc une de celles dont l'intérêt est indépendant des lieux et des circonstances, et qui méritent le plus d'attirer l'attention générale. Il n'est presque personne pour qui, à un moment donné, elle ne puisse devenir la plus grave des préoccupations, car de la solution qu'elle recevra peut dépendre pour chacun ou sa propre existence ou celle des êtres qui lui sont le plus chers. Elle semblerait donc devoir se recommander d'une manière toute particulière à l'attention de ceux qui gouvernent, de ceux qui, d'une manière quelconque, sont appelés à diriger l'opinion publique, de tous ceux qui ressentent quelque sympathie pour les souffrances de leurs semblables. Je suis loin de supposer cependant qu'il en sera ainsi. Tout progrès a pour adversaires inévitables les intérêts fondés sur le mal même qu'il vient détruire, et par la nature des choses ce sont le plus souvent les ennemis-nés d'une découverte qui se trouvent appelés à en être les premiers juges. Aussi, comme l'a dit un écrivain de mérite (M. Du Hailly, *Revue des Deux Mondes*, tome XIV), avec autant de vérité que de justesse : « Qu'une « idée quelconque finisse par conquérir victorieusement sa « place dans le monde de l'intelligence et par doter l'humanité « du bienfait de ses applications pratiques, chaque fois l'histoire « de son laborieux enfantement nous présentera les mêmes « phases presque invariablement identiques : indifférence de « l'esprit public, négation des résultats, délais sans fin, impor- « tance contestée, expériences défigurées, à tel point qu'on « semble répéter les phrases stéréotypées d'un formulaire. »

Il est donc naturel et inévitable que ma découverte passe par toutes les phases parcourues par les découvertes qui l'ont précédée, et surtout par celles qui ont été accomplies dans l'art de guérir. Si j'aspirais à un succès de scandale, je pourrais rapporter ici des faits qui paraîtraient la reproduction presque littérale de ceux qui se sont passés à propos des autres découvertes en médecine. Par respect pour l'art que je professe, je tire un voile sur ces hontes et sur ces misères, et je laisse au lecteur le soin d'y suppléer lorsqu'il aura lu les pages suivantes, en lui assurant qu'il peut donner libre carrière à son imagination, sans craindre que la réalité soit dépassée. Sans doute un temps viendra où il n'en sera pas ainsi, et où le corps médical tout entier comprendra qu'il est non-seulement de son devoir, mais même de son intérêt bien entendu, d'étudier les questions de cette nature avec impartialité et surtout avec un esprit de justice. Mais ce jour est loin de nous. Il faudra que pendant longtemps encore le public s'attende à voir les médecins envisager les découvertes thérapeutiques, non pas comme des questions d'utilité générale, mais avec une sorte de dédain, comme une lutte entre des ambitions plus ou moins légitimes d'un côté, et des intérêts établis, plus ou moins égoïstes, de l'autre. Il faudra, par contre aussi, que le corps médical se résigne, pour sa part, à vivre en quelque sorte à l'état de suspicion permanente devant l'opinion publique, puisque la malveillance systématique avec laquelle il confond dans une réprobation commune toutes les découvertes prétendues ou réelles, l'inertie et l'indifférence aveugles qu'il oppose à tout progrès, fournissent la première justification du charlatanisme.

Pour ce qui me regarde, mon but sera suffisamment rempli si, malgré l'indifférence des uns et l'hostilité des autres, cet écrit peut être le moyen d'arracher à la mort quelques-uns des deux cent mille infortunés qui, en France seulement, souffrent constamment de la phthisie et dont la moitié succombe chaque année pour être remplacée par un nombre égal de victimes.

Paris, 9 juin 1859.

DU MOYEN

DE

PRÉVENIR LA PHTHISIE

PAR L'EMPLOI

DES HYPOPHOSPHITES

A M. LE RÉDACTEUR DU NEW-YORK TRIBUNE

Monsieur,

Si j'en juge par la controverse qui vient de se produire dans votre journal et par le nombre des lettres qui me sont adressées à ce sujet, le traitement de la phthisie par les hypophosphites a le privilége d'occuper vivement, en ce moment, l'opinion publique des États-Unis. J'ai donc pensé que les renseignements qui suivent pourraient vous paraître d'une assez grande importance pour occuper une place dans vos colonnes.

Je veux toutefois, au préalable, dire quelques mots d'une question préjudicielle qui, ainsi que vous allez le voir, demande à être éclaircie tout d'abord. On m'écrit très-souvent pour me demander si je n'ai pas quelque agent aux États-Unis, attendu que plusieurs personnes, me dit-on, s'y font annoncer comme mes mandataires et comme chargées par moi d'y vendre mes médicaments. Je désire que l'on sache une fois pour toutes que je n'ai aucun agent ni aux États-Unis ni ailleurs; que je n'ai aucun intérêt pécuniaire ni dans la fabrication, ni dans la vente des hypophosphites, et que je n'en ai jamais eu.

En publiant ma découverte d'un remède spécifique pour les maladies de poitrine, je savais que ce ne serait qu'avec répugnance que le corps médical essayerait d'un nouveau médicament dans une affection où, jusqu'alors, tous les moyens s'étaient montrés impuissants, et je compris que le plus grand obstacle à l'adoption générale du moyen que je proposais, ce serait le soupçon que le mobile qui me faisait agir en le préconisant était celui de mon intérêt personnel. Afin donc de dégager la question de ces considérations *industrielles*, qui, quoi que l'on dise et quoique l'on fasse, viennent toujours compliquer et obscurcir toute expérimentation d'un remède nouveau, non-seulement je fis connaître, sans réticence aucune, le moyen que j'employais, mais j'ai toujours rejeté de la manière la plus formelle les nombreuses propositions qui m'ont été faites, soit ici, soit d'autre part, pour m'immiscer dans la vente des hypophosphites ou pour en retirer un bénéfice en la patronant même indirectement (1).

(1) Sans parler des propositions qui me sont venues de l'étranger, j'en ai reçu de plusieurs maisons de Paris pour me demander l'autorisation d'exploiter la vente des hypophosphites en annonçant ces sels sous mon nom et avec mon patronage. Il suffit de jeter les yeux sur la quatrième page des journaux, et même des journaux de médecine, pour voir que cette manière de procéder est non-seulement admise, mais encouragée par les noms de plusieurs de ceux qui ont la prétention de se compter parmi les élus du corps médical. Ajoutons cependant qu'elle est réprouvée par l'immense majorité des médecins qui n'y voient qu'une source de dommage pour le public et de déconsidération pour leur art. En France et dans les pays où le corps médical a reçu un *commencement* d'organisation, la loi refuse de reconnaître aux médicaments le caractère d'un simple produit industriel. Ils ne peuvent être l'objet d'aucun brevet ni privilége. Il est évident que cette disposition est conforme non-seulement à l'intérêt général, mais à la dignité de la science, à condition, toutefois, qu'une découverte sérieuse et réelle rapporte à son auteur, en considération et à titre d'encouragement, ce qui lui est refusé en bénéfices matériels. Aussi la même législation qui refuse aux découvertes thérapeutiques le caractère industriel a-t-elle chargé certains corps constitués de l'examen de toutes les prétentions nouvelles.

Il ne m'appartient guère de décider si les intentions du législateur ont été remplies ou éludées. Je me contenterai de soumettre au public et au corps médical, sous forme dubitative et interrogatoire, les arguments suivants, que l'on a fait valoir auprès de moi pour m'engager à faire de ma découverte une *spéculation pharmaceutique*. Le fait seul de mon refus montre le peu de valeur que je leur accorde, mais j'avoue que je n'ai pas pu ne pas être frappé de la persistance et de la concordance avec lesquelles ces arguments m'ont été présentés à plusieurs reprises par des personnes différentes, à l'insu les unes des au-

J'ai renoncé de la sorte à une source de profits considérables, parce que j'ai toujours regardé la découverte de leurs effets thérapeutiques comme un dépôt qui m'était confié, non pas pour mon avantage personnel, mais pour celui de mes semblables (1).

tres. Ceux que ces questions intéressent n'auront pas à chercher bien loin pour trouver, en quelque sorte sous la main, les éléments d'une réponse.

Est-il vrai ou non qu'une découverte en thérapeutique, c'est-à-dire en médecine réellement pratique, n'a quelque chance auprès des corps savants que si elle s'y présente sous une forme industrielle, c'est-à-dire comme marchandise pharmaceutique?

Est-il vrai qu'une médication entièrement nouvelle, et qui, si elle était adoptée, équivaudrait à une révolution dans la pratique médicale, ne trouve auprès des corps savants, lorsqu'elle est formulée d'une manière scientifique, qu'une indifférence et une hostilité systématiques, tandis que la même idée affublée d'un plagiat, lorsqu'elle se présente sous forme d'une drogue et d'une préparation quasi-secrète, trouve aussitôt des avocats et des prôneurs?

Est-il vrai qu'un médicament dont personne ne s'occupe, pour me servir des termes de certains organes de la presse médicale, ce qui veut dire que personne n'a annoncé à grand renfort de réclames, a peut-être moins de chance encore auprès de l'Académie qu'auprès du public?

Est-il vrai que l'approbation par l'Académie d'un produit pharmaceutique, seule forme sous laquelle une médication est approuvée par elle, lui constitue un privilége ou une recommandation plus qu'équivalente à l'avantage que peut donner un brevet dans les pays où, comme en Angleterre et les États-Unis, l'exercice de la médecine n'est pas organisé?

Est-il vrai qu'il n'y a aucune différence réelle entre les remèdes secrets, vendus dans ces pays sous le nom de remèdes brevetés, dont la composition est presque toujours connue, et les produits qui sont annoncés en France sous des noms qui n'en font connaître nullement ni la nature, ni le mode de préparation?

Est-il vrai que, dans ces pays, le brevet du gouvernement implique un privilége purement commercial et n'est, par suite, d'aucune recommandation auprès du public, tandis que l'approbation d'une drogue par l'Académie équivaut, aux yeux des ignorants, à une garantie scientifique de tous les mensonges de la réclame?

En un mot, est-il vrai que l'auteur d'une découverte en thérapeutique, lorsqu'il en fait un objet de spéculation, et qu'il s'adresse uniquement à la crédulité de la foule, trouve dans cette manière d'agir non-seulement l'avantage de sauvegarder ses propres intérêts, mais encore celui de hâter la réalisation de son idée et de contribuer au progrès de la science mieux que lorsqu'il fait appel à la conscience et au savoir des médecins? (Voyez la note page 30.)

(1) Avant la découverte que j'ai faite de leur action contre la phthisie, ces sels n'étaient d'aucun usage et se trouvaient à peine comme échantillons de laboratoire. Aujourd'hui ils se vendent en France par centaines de kilogrammes. Pour ne parler que de Paris, une

Le temps seul fera voir si j'ai été bien inspiré en adoptant cette marche; si elle était réellement la mieux choisie pour hâter l'emploi général de ce traitement par le corps médical. Des événemennts récents qui se sont produits dans des circonstances tout opposées seraient peut-être de nature à en faire douter. Ils feraient croire que ce n'est pas lorsqu'elles sont posées uniquement sur le terrain scientifique que les questions de thérapeutique ont le privilége d'attirer le plus vivement l'attention des médecins. Pour ma part cependant, si j'avais à recommencer, j'en agirais encore de même, car, quoi qu'il arrive, il me restera toujours la satisfaction de penser qu'il n'y a jamais eu un seul malade auquel le bienfait de ce remède aura été refusé pour mon intérêt ou par ma faute.

Mais si je fais peu de cas du côté commercial de la question, il n'en est pas de même du côté scientifique, et j'avoue que je désire ardemment voir les hypophosphites employés d'une manière universelle, car je suis certain aujourd'hui qu'ils sont non-seulement le spécifique de la phthisie, au même titre et à un degré égal à celui où la quinine l'est de la fièvre intermittente, mais qu'ils en sont en même temps le remède prophylactique, et qu'ils ont contre cette maladie une action préservatrice pareille à celle de la vaccine contre la petite vérole.

Cette conviction qui est arrivée pour moi à l'état de vérité scientifique démontrée, ne repose plus seulement sur les trente-quatre cas qui accompagnaient la publication de ma découverte en juillet 1857 (1).

Je puis maintenant en appeler à plus de cent cinquante observations de cette maladie recueillies depuis un an à mon dispensaire public de la rue Larrey. Ce dispensaire a été établi par moi le 2 décembre 1857, pour le traitement gratuit des maladies de poitrine, afin, d'une part, de concourir autant

seule maison de produits chimiques en a fabriqué et vendu plus de cent kilogrammes ou cent mille doses depuis un an. Ils sont l'objet d'une exploitation sur une grande échelle aux États-Unis et ils forment, tant en France qu'à l'étranger, la base de plusieurs produits pharmaceutiques secrets ou quasi-secrets annoncés dans les journaux.

(2) Voyez *Mémoire sur la cause immédiate et le traitement spécifique de la tuberculose* présenté à l'Académie impériale de médecine, le 21 juillet 1857.

qu'il était en moi au soulagement des classes pauvres et laborieuses, de soustraire un certain nombre de malades à la cause de mortalité et de misère la plus puissante entre toutes celles qui les affligent; et, d'un autre côté, dans le but d'offrir au corps médical le moyen de se renseigner sur tous les détails du traitement que j'ai découvert contre la phthisie. Tout médecin qui a voulu s'en donner la peine a pu en toute liberté non-seulement y examiner les malades, mais aussi y compulser, sans la moindre réserve, les registres de mes observations. Je pourrais ajouter à ces résultats un nombre de cas presque égal tiré de ma pratique particulière, et j'affirme de nouveau que je n'en ai pas encore rencontré un seul dans lequel l'efficacité du remède se soit démentie, un seul où il n'ait pas produit des effets plus avantageux qu'on n'aurait osé d'abord en attendre si l'on tenait compte des désordres produits dans les poumons *avant* l'emploi du traitement.

Depuis la publication de ma découverte, divers praticiens ont annoncé avoir obtenu des résultats identiques à ceux que j'avais signalés. Je citerai entre autres le docteur Parigot, professeur à l'université de Bruxelles, le docteur Maestre de San Juan, professeur à l'université de Grenade, en Espagne, le docteur Jacinto Le Riverend, professeur à l'université de la Havane; le docteur Galvez, de la même ville et le docteur Reinvillier, de Paris (1).

Il est vrai que d'autres expérimentateurs en nombre plus grand encore, ont déclaré, ou que le remède était inutile, ou qu'il était même dangereux. Beaucoup de ces dénégations ont été énoncées sous forme de simples propositions et sans preuves à l'appui. Elles ne sont donc susceptibles d'aucun contrôle. D'autres, au contraire, ont été produites avec certains détails, et, pour ces dernières, je me réserve et me fais fort de démontrer que, non-seulement les observateurs ont négligé les conditions que j'ai indiquées comme nécessaires à la réussite du traitement, mais qu'ils ont violé de la manière la plus flagrante, les principes les plus élémentaires de toute recherche scientifique (2).

(1) Je possède aussi des communications particulières de plusieurs autres médecins qui confirment l'efficacité de mon traitement, mais j'attends que leurs auteurs jugent eux-mêmes convenable de les publier.

(2) Tous ces résultats, tant affirmatifs que négatifs, se trouvent rapportés et discutés dans la seconde édition de mon ouvrage sur la *Phthisie pulmonaire*.

Je ne veux en citer qu'un seul exemple. Au mois de février de l'année dernière, on *prétendit* essayer l'emploi des hypophosphites à l'hôpital de Brompton, près de Londres, établi spécialement pour le traitement de la phthisie, et l'on annonça comme résultats de cette expérimentation, que les hypophosphites étaient de la plus complète inutilité. Or, les données sur lesquelles on s'appuyait pour établir ces conclusions sont les suivantes :

Vingt malades furent mis au traitement par les hypophosphites. La durée de ce traitement fut de *quinze jours*, et l'on est forcé de convenir que huit d'entre eux éprouvèrent de l'amélioration. On prétend cependant que cet amendement devait s'attribuer non pas aux hypophosphites, mais au régime et au séjour de l'hôpital, parce que, dit-on, les malades ayant cessé l'emploi du médicament spécifique, et ayant été mis à l'usage de l'huile de foie de morue et des toniques, s'amendèrent d'une manière encore plus rapide qu'auparavant. Or, il me semble que la première réflexion qui naîtra dans l'esprit de chacun, ce sera de demander comment on peut donner comme une expérimentation sérieuse, dans une maladie d'une marche aussi lente que la phthisie, l'emploi d'une médication pendant *quinze jours* seulement. On se demandera comment, si l'on a cru devoir cesser la médication chez les malades qui n'avaient pas éprouvé d'amélioration apparente, on n'ait pas jugé à propos de la continuer au moins chez ceux pour lesquels l'amélioration n'a pu être niée. Pourquoi, si cette amélioration était due seulement au régime, n'a-t-on pas constaté ce fait par un essai comparatif de la méthode expectante, et du traitement par les hypophosphites? Enfin, pourquoi, ayant administré immédiatement aux malades qui venaient de prendre des hypophosphites, de l'huile de foie de morue et des toniques, refuse-t-on à ces premiers toute part dans la persistance de cette amélioration? L'action d'un médicament qui très-probablement est assimilé et devient partie intégrante de l'économie, s'épuise-t-elle donc aussitôt qu'on en cesse l'emploi? Afin que l'on pût accorder à l'huile de foie de morue, dont l'inutilité dans l'immense majorité des cas est aujourd'hui universellement reconnue, cette supériorité sur les hypophosphites qu'on est si pressé de lui attribuer, il faudrait au moins savoir pendant combien de temps l'amélioration s'est soutenue après la cessation des sels phosphoreux. Or, c'est là un renseignement sur lequel l'auteur de cette prétendue expérimentation a soin d'observer un silence complet. Il est également discret quant au résultat final de presque tous les cas. Il dit cependant que deux d'entre eux succombèrent, qu'aucun d'eux ne guérit, et il laisse même échapper l'aveu que l'un des malades se trouva si bien de l'emploi des seuls hypophosphites, qu'il refusa de prendre autre chose, et que, plutôt que de le faire, il sortit de l'hôpital.

Je sens qu'il serait superflu d'ajouter le moindre commentaire à de pareils faits. Ceux d'entre vos lecteurs qui voudront s'assurer de l'exactitude des détails que je viens de donner, pourront recourir au *Medical Times* de Londres, du 13 février 1858, et au *Medical Circular* du 7 avril de la même année.

Je n'hésite pas à affirmer de la manière la plus formelle, que tout ce qui a paru jusqu'ici en opposition avec ce que j'ai publié sur l'efficacité des hypophosphites ne repose, dans aucun cas, sur des bases plus solides que ce qui précède, et que même, ainsi que je m'engage à le démontrer dans une autre publication, quelques-uns des contradicteurs ont fourni à leur insu une confirmation éclatante de la vérité de ma découverte.

En examinant ces différentes expérimentations et en les rapprochant de quelques autres du même genre qu'on peut trouver sans aller jusqu'à Londres, j'avoue que j'ai peine à me défendre de la conclusion assez triste pour l'humanité, plus triste encore pour le corps médical, qu'il y a au fond de tout cela, pour certaines gens, autre chose qu'une question de science, et que, pour quelques observateurs, il s'est agi bien moins d'examiner patiemment et religieusement un problème du plus haut intérêt pour la santé et la prospérité publiques que de *simuler* des expérimentations dans des conditions telles que le résultat ne pouvait être que négatif, afin de pouvoir faire proclamer par tous les compères d'une presse pseudo-scientifique la non-existence d'une vérité qui tous les jours fait des progrès, en dépit de la sourde coalition des passions et des égoïsmes, et à laquelle plus d'un de ses adversaires se voit déjà forcé de rendre hommage, en employant en quelque sorte *secrètement* et dans sa pratique particulière une médication sur laquelle il a déversé en public le sarcasme et l'injure.

J'aime mieux cependant voir, dans de pareilles aberrations, moins la faute des individus que le résultat de cette faiblesse humaine qui fait que nous sommes tous « de glace pour la vérité et de feu pour l'erreur. » J'aime mieux en attribuer la cause aux difficultés inhérentes à la question, à l'état peu avancé de la pathologie et de la thérapeutique, et, il faut le dire, à l'ignorance profonde où sont beaucoup de médecins des véritables règles de l'observation scientifique.

En astronomie, en physique et en chimie, c'est-à-dire dans toutes les sciences arrivées à l'état *positif*, aucun expérimentateur n'est admis à contester les résultats annoncés par un autre qu'autant qu'il peut montrer que, dans ses propres observations ou dans ses propres expériences, il a eu soin de ne négliger aucune des *conditions du problème*, tel qu'il a été posé par le premier observateur. Si, lorsqu'on étudie les phénomènes de la nature inorganique, il est nécessaire de tenir compte de toutes les circonstances d'expérimentation, à plus forte raison est-il indispensable de le faire lorsqu'il s'agit des êtres vivants dont les propriétés sont d'un ordre beaucoup plus complexe encore, c'est-à-dire exigeant pour leur manifestation une somme de conditions encore plus élevée. On s'attendrait donc à trouver chez le médecin une exactitude et une rigueur encore plus grandes que chez tout autre observateur. Malheureusement, il n'en est pas toujours ainsi. Pour beaucoup de praticiens, la thérapeutique n'est qu'une routine grossière, et l'on trouve même de prétendus thérapeutistes qui s'imaginent appliquer un remède qui leur est à peine connu par ouï-dire, en faisant avaler à leurs malades une dose donnée du médicament, quelle que soit la période de la maladie, quel que soit l'état du malade, quels que soient les effets déjà produits par la médication. Faut-il s'étonner après cela si la pratique médicale paraît pour bien des gens un tissu de contradictions (1) ?

(1) Il m'arrive souvent d'être consulté par des personnes qui, après avoir pris les hypophosphites d'après les conseils d'un praticien de l'espèce de ceux auxquels il est fait allusion dans le texte, et après s'en être bien trouvées pendant un certain temps, voient de nouveau leur état empirer malgré l'emploi du traitement. Dans tous les cas où le malade ne se trouvait pas dans une des deux dernières conditions qui vont être mentionnées plus

Mais en voilà assez sur ce point. Je ne me propose nullement d'aborder ici la question des règles à suivre dans *l'emploi curatif* des hypophosphites ; les pages d'un journal politique ne sont guère un endroit convenable pour des détails de diagnostic et de traitement, qui seraient pour le moins inintelligibles à ceux qui n'ont pas fait de la médecine une étude spéciale. La guérison définitive d'un cas de phthisie déclarée n'est pas une affaire d'un jour ni qui puisse être obtenue par le seul fait d'administrer aveuglément le remède spécifique. L'action de celui-ci demande à être suivie et surveillée avec soin par un homme de l'art, sous peine de le voir échouer ou produire des effets nuisibles, et quelquefois même dangereux, qui seront d'autant plus à craindre que la maladie est plus ancienne ou plus avancée. Ainsi que je l'ai déjà dit, c'est un sujet qui présente des difficultés considérables, les unes inhérentes à la question en elle-même, les autres provenant des idées qui dominent aujourd'hui en pathologie. Je me contenterai donc de réitérer la proposition par laquelle j'annonçai pour la première fois ma découverte, à savoir, que, dans tous les cas où l'emploi des hypophosphites ne produit pas la guérison de la phthisie, un examen suffisant ne manquera jamais de faire voir que cet insuccès a tenu à une des causes suivantes :

Les sels sont impurs ;

On ne les a pas donnés d'après les règles que j'ai indiquées ;

La phthisie est compliquée de quelque autre maladie ;

Ou enfin l'étendue du poumon déjà envahie et désorganisée par le dépôt tuberculeux est si considérable que la guérison en est rendue impossible.

Comme faits confirmatifs à l'appui des premières idées que j'ai publiées, et de la force qui leur a été donnée par une observation prolongée depuis lors, j'ajouterai seulement que, dans la série des malades traités à mon dispensaire et chez lesquels l'affection était arrivée à la *troisième* ou *dernière* période, sur un total de vingt-deux cas, six ont été guéris, huit sont morts et

bas, la réadministration d'une manière rationnelle du traitement spécifique a fourni la démonstration de son efficacité par le retour de l'amélioration et par la guérison de la maladie.

huit sont encore en traitement. Il est indubitable que la proportion de cas heureux eût été encore plus considérable si les malades ne se fussent pas presque tous trouvés dans une position très-gênée, quelques-uns même dans un profond denûment : ce qui le prouve c'est que dans ma clientèle particulière la proportion de guérisons dans la dernière période de la maladie a été bien plus grande encore. Ces observations se trouveront détaillées dans la prochaine édition de mon ouvrage sur la phthisie (1).

Pour les raisons que je viens de donner, je laisse donc au corps médical la discussion de l'action et des effets curatifs des hypophosphites, ainsi que des

(1) A tous les cas de guérison de la phthisie on fait toujours l'objection banale d'une erreur de diagnostic. Dans les observations auxquelles il est fait allusion ci-dessus, cet argument est insoutenable. Tous les malades du dispensaire ont été examinés à maintes reprises par les médecins et les élèves qui ont assisté à mes leçons, et il ne s'est jamais élevé *parmi eux* une seule contestation sur l'exactitude du diagnostic. Du reste, tous ces malades au troisième degré, tant ceux du dispensaire que ceux de la ville (sauf un seul cas), offrent encore aujourd'hui tous les phénomènes d'auscultation qui caractérisent l'existence d'une excavation dans le tissu pulmonaire, et qui, chez quelques-uns de ces sujets, intéresse une grande portion du poumon. Le nombre total de ces cas est de quatorze, sans compter plusieurs autres actuellement en voie de guérison. Je puis dire, sans crainte de contradiction, que toutes les annales de la médecine n'offrent rien de semblable. Il est vrai que de pareils cas se rencontrent de temps en temps et de loin en loin, et les praticiens qui ont l'habitude de voir un très-grand nombre de phthisiques prétendront en avoir vu de semblables. Mais si on leur demande d'en préciser le chiffre, ils pourront citer *un*, ou tout au plus *deux* cas pareils observés par eux pendant une longue série d'années. Il y a donc entre ces guérisons et les miennes les différences suivantes. Les premières ont été obtenues très-rarement, dans des circonstances que nul n'a pu fixer jusqu'ici, que personne par conséquent ne peut reproduire ni répéter à volonté. Elles ont paru dépendre d'une révolution complète dans les conditions d'existence du malade, et *trouvent leur explication naturelle* et entière dans la théorie que j'ai donnée de la tuberculose. Les résultats que j'ai obtenus dans ma pratique se sont produits à la suite de l'emploi des hypophosphites seulement, sans aucune autre modification dans la manière de vivre du malade. Ce chiffre de quatorze guérisons de phthisiques au troisième degré a été obtenu dans moins d'un an, et offre peut-être à lui seul un nombre supérieur à tous les cas de terminaison heureuse de la phthisie au troisième degré constatés authentiquement jusqu'à ce jour. Toutes les fois que le résultat n'a pas été favorable, il avait été prévu dès le commencement du traitement, et dépendait soit de la troisième, soit de la quatrième des causes d'insuccès qui viennent d'être énumérées. (Voyez Mémoire présenté à l'Académie des sciences, le 31 mai 1858.)

conditions de leur efficacité, et je veux me renfermer dans un cercle d'idées qui, bien que d'un ordre plus limité, est cependant, si cela est possible, d'un intérêt encore plus général. Il offre aussi l'avantage de pouvoir s'exposer en termes assez simples pour être à la portée de toute personne intelligente. Je veux parler de la prophylaxie de la phthisie ou du moyen de la prévenir. Renfermée dans les limites que je vais indiquer, la question de la prophylaxie de cette affection peut non-seulement être comprise par les personnes étrangères à l'art, mais il est même de la plus haute importance qu'elle soit vulgarisée le plus promptement possible, afin que tout le monde soit bien convaincu qu'il existe un moyen à la fois simple et efficace non-seulement de guérir les maladies de poitrine, mais, ce qui est mieux encore, d'en empêcher le développement.

Depuis quelques années on s'occupe avec une persévérance et une ardeur dignes de tout éloge des moyens de prévenir les maladies. Mais les travaux de la science ont été dirigés vers l'*hygiène*, c'est-à-dire vers le moyen de conserver la santé bien plutôt que vers la *prophylaxie* ou le moyen de prévenir les maladies. Il est évident que dans ces deux cas le but est jusqu'à un certain point différent, et que les moyens à employer le seront également. Les progrès dans l'art de conserver la santé dépendront surtout de ceux que fera la civilisation et des améliorations qui pourront être introduites dans le milieu social où vit l'individu. La prophylaxie, au contraire, ne peut avancer que concurremment avec la médecine elle-même comme science. Cette branche de l'art de guérir, quoiqu'elle soit de toutes la plus importante, n'a été jusqu'ici que très-peu cultivée. Son étude présente en effet des obstacles considérables provenant soit des idées qui dominent actuellement en pathologie, soit de l'intérêt même des médecins, qui est en opposition avec tout progrès dans ce sens, soit enfin et surtout de ce que, n'étant généralement appelé que pour les maladies en plein développement, l'homme de l'art n'a ni le temps ni l'occasion de s'occuper d'autre chose. Ce qui devrait être le but principal de la science médicale se trouve donc ainsi relégué parmi les questions auxquelles on attache le moins d'importance.

La plus grande découverte qui ait été encore faite dans ce sens est celle de la vaccine, dont l'efficacité est telle que les ravages de la petite vérole, qui constituaient pour nos pères un fléau aussi grave et plus fréquent que le choléra à notre époque, ne nous sont plus connus que par la tradition historique. J'ai la ferme assurance que le temps arrivera où il en sera de même pour la phthisie, et où cette maladie, au lieu d'enlever, comme elle le fait actuellement, un sixième de l'espèce humaine et plus du tiers de la population adulte dans la plupart des grandes villes (1) ne représentera plus qu'un chiffre insignifiant parmi les causes générales de mortalité.

Je suis persuadé que tout observateur impartial qui examinerait patiemment et sans préjugés la question du traitement par les hypophosphites arriverait à la conclusion que ce résultat pourrait être obtenu presque immédiatement par leur emploi général à titre de *préservatifs*. Si j'en juge cependant par l'expérience du passé et par les leçons de l'histoire, ce ne sera que lorsqu'au moins deux générations du corps médical se seront écoulées que ma découverte se dégagera des nuages de controverse soulevés par les

(1) Voici quelques détails à l'appui du texte :

Le chiffre de la mortalité par la tuberculose en Angleterre, pendant l'année 1857, a été de cinquante-huit mille sur quatre cent-vingt mille, près d'un septième de la mortalité totale.

Pendant l'année 1856, il est mort à Vienne, en Autriche, vingt mille cinq cent soixante-dix-sept personnes sur lesquelles cinq mille huit cent vingt-neuf, ou plus du quart, ont été victimes de la tuberculose.

Sur quatre mille neuf-cent soixante-sept personnes âgées de plus de vingt et de moins de soixante ans, mortes à Londres pendant le premier trimestre de l'année 1858, mille cinq cent quarante-sept, ou près du tiers, ont succombé à l'affection tuberculeuse. Si l'on ne fait porter cette comparaison que sur la période de la vie comprise entre les âges de vingt et de quarante ans, c'est-à-dire celle où, surtout pour les classes ouvrières, l'homme jouit de toute son énergie, on trouve que sur deux mille cent vingt-huit personnes mortes à cette époque, neuf cent trente-huit, c'est-à-dire bien près de la moitié, ont été victimes de maladies tuberculeuses.

Suivant le docteur Boudin, la mortalité causée par la phthisie à Paris est à peu près égale à celle qui existe à Londres.

Les relevés fournis pour les grandes villes des États-Unis donnent aussi des proportions analogues. (Extrait de la seconde édition de mon ouvrage sur la *Cause immédiate et le traitement spécifique de la phthisie pulmonaire.*)

passions et les intérêts (1) et qu'elle atteindra cette région supérieure où brillent les vérités scientifiques.

Si, comme je le prétends, les hypophosphites sont le remède spécifique de la phthisie, parce qu'une des conditions essentielles de cette affection consiste dans le manque du phosphore oxydable contenu dans l'organisme; si cette vérité se trouve établie aujourd'hui par leur pouvoir d'arrêter la maladie à tous les degrés, et par la guérison dans tous les cas où les désordres locaux

(1) Il sera facile de comprendre combien ces intérêts sont puissants d'après les considérations suivantes :

1° Les phthisiques forment au moins le quart de toute la pratique médicale, et comme cette maladie est une des plus longues de toutes les affections graves, et demande un des traitements les plus suivis, on comprend que ces malades forment peut-être la partie la plus importante de la clientèle du médecin et du pharmacien.

2° Le traitement d'un malade par les hypophosphites demande pour frais de médicaments une dépense qui n'est guère que le septième de tout autre mode de traitement et qui pourrait, par exemple, pour l'assistance publique, se réduire à un chiffre de quelques centimes par jour.

3° Le commerce de l'huile de foie de morue, est une des branches les plus importantes de la droguerie. Il roule sur plusieurs millions de capital, et serait à peu près complétement anéanti si l'efficacité des hypophosphites était généralement reconnue.

4° La vente des sirops contre la toux et des pâtes dites pectorales forme le débit le plus lucratif de la pharmacie. Ces préparations, qui se composent presque toujours de narcotiques, sont surtout employées par les phthisiques, dont ils masquent pendant quelque temps la maladie en diminuant la toux, le plus souvent aux dépens des forces et de l'appétit. Toutes ces préparations deviennent en général inutiles et mêmes nuisibles dans le traitement de la phthisie par les hypophosphites.

5° L'industrie de certaines eaux minérales, car on ne peut donner d'autre nom à une exploitation dans laquelle la science médicale n'entre que comme appoint et pour jouer un rôle tout à fait subalterne, l'industrie des eaux minérales serait gravement atteinte par l'emploi général des hypophosphites.

On a calculé que, l'année dernière, cent cinquante mille personnes étaient allées aux eaux en France seulement. Il est probable que, sur ce chiffre, un cinquième était atteint d'affections de poitrine et allait chercher au loin un soulagement que l'immense majorité n'a pu rencontrer, au prix quelquefois de sacrifices considérables. L'emploi des hypophosphites leur aurait procuré cet avantage au moyen d'une dépense imperceptible, sans qu'ils eussent eu à quitter leurs familles et leurs affaires.

6° Il est probable que plus de la moitié de la clientèle des médecins consultants, c'est-à-dire de ceux qui, par leur position, seraient en état de décider la question de la valeur des hypophosphites, se compose de malades affectés de la poitrine.

Je n'ajoute rien à cette énumération je la livre aux réflexions du lecteur.

préexistants au traitement ne sont pas par eux-mêmes assez graves pour entraîner la mort, il s'en suit nécessairement qu'il suffira, pour prévenir la phthisie, d'avoir soin que l'organisme soit toujours pourvu d'une quantité normale de l'élément *phosphoreux*. Le problème peut donc s'envisager sous un double aspect. D'un côté, on peut se demander quels sont les signes par lesquels on peut reconnaître que la phthisie est imminente, et, de l'autre, quel est le moyen de s'assurer qu'il y a diminution dans l'économie de la quantité normale de l'élément phosphoreux (1).

(1) Il est probable que le phosphore existe dans l'économie sous deux états différents, dont la distinction n'a pas encore été nettement établie. Sous une de ces formes, il se présente comme acide phosphorique, c'est-à-dire comme phosphore complétement oxydé ou brûlé. Il constitue ainsi, par sa combinaison avec d'autres substances minérales ou organiques, ce que je propose d'appeler *l'élément phosphatique*. Il a été l'objet d'un grand nombre de travaux de la part des chimistes. Il a beaucoup occupé l'attention des physiologistes, et il a été la source d'un grand nombre de travaux en pathologie et en thérapeutique, dont les résultats pratiques ont été à peu près nuls jusqu'ici.

Mais, outre cette première forme, il y a des raisons de croire que le phosphore se trouve dans l'économie à l'état oxydable ou combustible, c'est-à-dire non encore brûlé, et que, dans cet état, il constituerait une partie essentielle et peut-être la plus active de la matière nerveuse et cérébrale, ainsi que des globules sanguins : c'est là ce que je propose d'appeler *l'élément phosphoreux*. La présence de cet élément est encore à l'état de litige, parmi les chimistes ; et elle a été à peine signalée par les physiologistes. Jusqu'à ma découverte, son existence avait été complétement négligée par les pathologistes, et n'avait donné lieu à aucune application thérapeutique. Depuis que j'ai fait connaître le remède spécifique de la phthisie, et que j'ai publié les considérations théoriques par lesquelles j'avais été amené à le trouver, il s'est présenté, ainsi que cela arrive pour toutes les découvertes, plusieurs personnes qui ont réclamé la priorité de cette idée, quelques-unes dans une vue fort légitime d'honneur scientifique, d'autres dans un but de *spéculation pharmaceutique*. Je me contenterai de dire ici que tous les travaux antérieurs aux miens, excepté ceux qui sont de nature purement chimique, avaient porté exclusivement sur *l'élément phosphatique*, et ce n'est qu'en cherchant à confondre les deux éléments distincts, afin de donner le change aux personnes qui ne sont pas au courant de la science, que l'on a pu élever de pareilles prétentions. Avant moi, le rôle de *l'élément phosphoreux* n'avait jamais été envisagé sous le rapport pathologique, c'est-à-dire comme condition de santé ou de maladie, et n'avait jamais donné lieu à aucune espèce d'application médicale. Ma découverte, ainsi que je l'ai établi devant l'Académie des sciences, « consiste donc en ce que « j'ai été le premier à signaler l'importance de ce principe *phosphoreux* et le rapport qu'il « pouvait y avoir entre la variation de ses proportions et différents états morbides, plus « particulièrement la diathèse tuberculeuse ; et surtout j'ai été le premier à tirer de l'exis-

Si la science était en état de résoudre l'une ou l'autre de ces questions, la maladie pourrait être prévue et prévenue dans tous les cas avec une certitude presque complète. Malheureusement il n'en est point ainsi. L'état actuel de la médecine, soit comme science, soit comme profession, est tel que le médecin n'a que rarement le désir, et plus rarement encore l'occasion d'étudier la *prodromologie* ou la science des prodromes, c'est-à-dire des signes précurseurs de la maladie. La chimie, de son côté, quoique depuis quelques années elle ait acquis des développements plus considérables que toutes les autres sciences, n'est pas encore arrivée à ce degré d'exactitude minutieuse qu'exige la solution de la seconde partie du problème. Cependant il existe pour la phthisie un certain nombre de signes qui la précèdent ou qui l'annoncent, et lorsqu'on observe chez une personne la série entière de ceux que je vais énumérer, on peut être assuré que, dans l'immense majorité des cas, la maladie, si elle n'est pas arrêtée dans sa marche, arrivera à une période où il sera hors de doute qu'elle n'est autre que la phthisie pulmonaire. Ces symptômes sont souvent assez tranchés pour frapper l'attention des personnes étrangères à l'art. Dans beaucoup de cas, cependant, plusieurs d'entre eux ne se manifestent que faiblement, ou bien pendant un certain temps ils restent à l'état latent. Plusieurs aussi se rencontrent dans d'autres maladies. Dans presque toutes ces circonstances l'emploi de l'auscultation suffit soit pour combler les lacunes fournies par les signes généraux, soit pour leur donner un degré de certitude qu'ils ne possèdent pas toujours par eux-mêmes (1).

« tence de cet élément à l'état oxydable une induction pathologique et thérapeutique, et à « démontrer expérimentalement que lorsqu'on pouvait supposer qu'il faisait défaut dans « l'économie, il existait un moyen rationel de l'y rétablir par l'administration d'une *prépa-* « *ration phosphorée, à la fois assimilable et oxydable*, caractères que réunissent au plus haut « degré les hypophosphites alcalins. » (Voyez *Mémoire sur le traitement de la phthisie pulmonaire et sur l'action physiologique et thérapeutique des hypophosphites*, lu à l'Académie des sciences, le 31 mai 1858, dans le tome XLVI, page 1042, des *Comptes rendus*, et la *seconde édition* de mon ouvrage.)

(1) L'auscultation est le moyen de reconnaître l'état de santé ou de maladie des organes contenus dans la poitrine, par l'examen des bruits que l'on y entend lorsqu'on y applique l'oreille seule, ou aidée du stéthoscope. Ces bruits sont produits soit par l'air dans

J'engage donc vivement tous ceux qui soupçonnent ou qui craignent l'existence de cette maladie, soit pour eux-mêmes, soit pour leurs proches, à avoir recours au plus vite aux conseils d'un médecin instruit, et surtout d'un médecin qui a l'habitude de l'auscultation. Lorsque la maladie n'existe encore que comme diathèse ou affection générale, et que les poumons ne sont pas atteints, l'emploi intempestif des hypophosphites n'a le plus souvent d'autre inconvénient que celui de produire un état de malaise qui suffit pour avertir le patient de son erreur; mais il n'en est plus de même lorsque les poumons sont déjà envahis. Dans ce cas, l'usage du médicament spécifique, en dehors des conditions de la science, peut être suivi, ainsi que je l'ai déjà dit, de conséquences dangereuses pour le malade. L'administration des hypophosphites, pour être faite d'une manière rationnelle, doit donc dans tous les cas être précédée de l'examen de la poitrine; examen d'autant plus important qu'il nous fait trop souvent, hélas! reconnaître que des symptômes, pris jusque-là pour de simples prodromes, sont la conséquence de lésions déjà avancées des organes pulmonaires, qui ont été méconnues faute d'examen ou que l'on

l'acte de la respiration, soit par le sang qui se meut dans le cœur et dans les vaisseaux. La découverte de ce moyen, qui sera une des gloires de notre siècle, est due à Laënnec, professeur à la Faculté de Paris, mort lui-même de phthisie en 1827. On peut dire qu'il est encore bien loin d'être apprécié à sa juste valeur. La phthisie pulmonaire, la plus fréquente et surtout la plus meurtrière de toutes les affections graves du poumon, s'est montrée jusqu'ici tellement rebelle aux ressources de l'art, que le médecin en était réduit à prévoir et à déplorer un résultat également fatal, quel que fût le degré de la maladie et quelque petite que fût l'étendue de l'organe pulmonaire déjà envahi. L'auscultation dans les cas de phthisie n'a donc servi jusqu'à présent, chez l'immense majorité des malades, qu'à transformer en une triste certitude des craintes trop légitimes. Aussi n'est-il pas rare de rencontrer des médecins qui répugnent à y recourir dans ces cas, afin de ne pas détruire les quelques illusions qu'ils cherchent à conserver non-seulement à eux-mêmes, mais aux familles de leurs malades. Aujourd'hui la découverte de l'action spécifique des hypophosphites vient donner à l'auscultation dans les cas de phthisie toute la valeur qu'elle a dans les autres maladies pulmonaires. Elle permet au médecin de formuler un pronostic assuré en se fondant non pas sur la nature de l'affection, dont le résultat en dehors de ce traitement est presque toujours funeste, mais en s'appuyant, comme je l'ai dejà dit et comme je ne me lasserai pas de le répéter, sur l'étendue du tissu pulmonaire déjà envahi par la maladie. Il peut donc, dans tous les cas où le traitement est employé assez tôt, promettre, avec *pleine connaissance de cause*, une terminaison heureuse.

n'a pas su découvrir faute d'une habitude suffisante de l'auscultation (1).

Si donc, sans cause apparente ou sous l'influence de causes susceptibles de produire la faiblesse ou l'épuisement, telles que les privations, le chagrin, les fatigues, les excès, la grossesse, l'accouchement, l'allaitement, la croissance, une convalescence languissante à la suite d'autres maladies; si, à la suite, dis-je, de quelqu'une de ces causes, une personne commence à perdre ses couleurs, ses forces, son embonpoint ou son appétit; si elle se plaint de douleurs dans la poitrine ou dans le dos, d'oppression, d'insomnie; si elle éprouve un sentiment général d'abattement et de langueur, il y a lieu de craindre qu'elle ne soit déjà prédisposée à la maladie, ou, pour parler plus correctement, peut-être souffre-t-elle déjà de l'affection générale qui constitue la diathèse tuberculeuse.

Si aux symptômes ci-dessus s'ajoute de la toux, même légère, surtout si cette toux s'est produite lentement et pendant la belle saison, la probabilité est encore plus grande.

(1) L'impuissance actuelle de l'art médical à combattre la phthisie, en dehors de mes idées, *à quelque période que ce soit* de son développement, est tellement avérée que beaucoup de médecins croient de leur devoir de cacher jusqu'au dernier moment la nature de cette maladie, non-seulement aux malades eux-mêmes, ce qui peut être souvent utile et quelquefois même nécessaire, mais encore aux parents et à la famille, ce qui me paraît d'une moralité beaucoup plus douteuse. Il ne sera pas difficile à la plupart des lecteurs, s'ils veulent interroger leurs souvenirs, de se rappeler des malades dont l'histoire peut se résumer à peu près de la manière suivante :

Une personne jusque-là en bonne santé commence à présenter des signes de dépérissement et les autres symptômes dont il sera question plus loin, soit sans cause connue, soit à la suite de ce qui paraît un rhume ordinaire ou un simple refroidissement Elle consulte son médecin qui, après examen de la poitrine ou quelquefois sans cette investigation, assure que la maladie est sans importance, et se borne à conseiller l'usage de quelque tisane ou de quelque pâte dite pectorale. Cependant l'état du malade continuant à s'aggraver, on a de nouveau recours à l'homme de l'art qui, cette fois peut-être, est un peu plus explicite, et qui tout en réitérant, ses déclarations rassurantes, parle de *bronchite* et surtout de *bronchite chronique*. Il prescrit un régime tonique et fortifiant, l'usage des eaux minérales, le fer, l'iode, l'huile de foie de morue et tout le cortége des drogues qui caractérisent la polypharmacie de notre époque. Malgré l'emploi persistant de ces moyens, rien n'enraye les progrès de la maladie, ou peut-être après un moment d'arrêt apparent elle reprend de nouveau sa marche. Alors, quand on est en position de le faire, on remonte jusqu'aux sphères supérieures de la science. D'ordinaire l'oracle ne demande pas mieux que de garder pour lui le fond de sa pensée, mais si on le presse la réponse est moins rassurante encore et l'on commence à parler plus ou moins vaguement de râles, de bulles, de

Dans quelque circonstance que ce soit, une toux qui dure depuis quelque temps et qui persiste pendant la belle saison chez une personne au-dessous de quarante ans, est *suspecte* et doit inspirer de sérieuses inquiétudes, jusqu'à ce que la cause et la nature en aient été déterminées par un examen suffisant et surtout par l'auscultation.

Si à tout cet ensemble de phénomènes viennent se joindre de la fièvre vers le soir, des sueurs ou de la moiteur pendant le sommeil, particulièrement autour de la tête et du cou; si le malade crache du sang, il est probable que l'affection est déjà arrivée à la période où elle se manifeste par un dépôt dans les poumons. La valeur que l'on doit attribuer à ces signes sera de beaucoup augmentée s'ils se montrent vers l'époque de la puberté, ou entre les âges de vingt et de trente-cinq ans, surtout s'ils se présentent chez une personne dans la famille de laquelle d'autres membres ont souffert de maladies de poitrine, ou ont présenté des signes semblables.

craquements ou de crépitations; on laisse aussi peut-être échapper les mots d'engouement ou d'induration pulmonaire, d'induration lymphatique, d'engorgement du sommet, de dépôt suspect... etc. On conseille les grands moyens, le séjour aux eaux ou dans les pays chauds, le déplacement, les grands voyages, et on envoie le pauvre malade, loin de ses affections et de ses intérêts, courir le monde à la recherche d'une santé perdue, hélas! sans retour. Après avoir ainsi traîné une existence languissante pendant quelque temps, il succombe à la *phthisie* ou *tuberculose* pulmonaire dont *le nom n'a jamais été prononcé* par les hommes de l'art devant la famille, si ce n'est quelques mois, peut-être quelques jours seulement avant le dénouement fatal. Tous ceux qui ont assisté au long et douloureux développement, d'une pareille tragédie me rendront la justice de dire que je n'ai nullement chargé ni assombri les couleurs de ce tableau. C'est là ce qu'un des membres les plus savants et en même temps les plus spirituels de l'Académie des sciences, M. Babinet, a appelé avec raison « le charlatanisme de l'espérance, » et si j'insiste sur ce point, c'est parce que cette manière de procéder, qui n'est en effet qu'un véritable charlatanisme, loin d'être réprouvée, est préconisée, érigée même presqu'en précepte par certains organes de la presse médicale. Pour ma part, il me semble impossible d'admettre que l'homme de l'art en qui une famille a placé sa confiance et auquel on demande son opinion, ait le droit de lui cacher la vérité de peur que, dans son désespoir, elle ne s'adresse ailleurs et n'ait même recours à ce que par euphémisme on appelle la médecine excentrique. Le bon sens moral ne saurait admettre que le médecin, pour épargner à la famille une sottise et une imprudence, doive se rendre lui-même coupable de mensonge et d'abus de confiance. Si l'efficacité des hypophosphites contre la phthisie était généralement reconnue, elle aurait entre autres conséquences secondaires celle de faire rentrer cette affection dans la règle commune, et de délivrer ainsi le médecin d'une grave responsabilité en lui traçant une conduite toute de droiture et de franchise dont le moindre avantage serait de le mettre à l'abri de soupçons souvent aussi injustes qu'ils sont peu favorables à son honneur et à son désintéressement.

Si, à la première apparition de ces symptômes, et surtout de ceux qui ont été énumérés en premier lieu, le malade commence à prendre tous les jours environ 50 centigrammes d'hypophosphite de soude ou d'hypophosphite de chaux, il les verra le plus souvent disparaître dans un laps de temps qui peut varier de quelques jours à un mois, et, en continuant à employer par intervalles ce médicament, il se trouvera bientôt jouir d'une santé telle que dans sa vie peut-être il n'en avait jamais connu de pareille.

La dose qui vient d'être indiquée est celle que l'on doit recommander en général comme la plus convenable pour les adultes, et comme la moins susceptible de produire des inconvénients. Dans quelques cas, cependant, il est nécessaire de doubler cette quantité, si l'on veut produire l'effet que l'on désire.

Les femmes, surtout si elles sont nerveuses et délicates, ainsi que les jeunes enfants, devront en général prendre une dose plus faible. Plus le malade est jeune, plus il est impressionnable, plus aussi il sera sensible à l'influence du médicament. Les doses devront donc être diminuées dans une proportion plus forte encore que celle de l'âge du sujet. Ainsi, pour le traitement prophylactique des petits enfants, il sera rarement convenable de dépasser un centigramme tous les deux ou trois jours.

Après que l'on aura pris huit ou dix doses du médicament, il faudra ordinairement le suspendre pendant trois ou quatre jours de suite, puis le reprendre comme la première fois, afin de le suspendre de nouveau de la même façon. On en continuera l'emploi de cette manière, aussi longtemps que cela paraîtra nécessaire en se souvenant, à mesure que l'amélioration fait des progrès, d'augmenter les intervalles pendant lesquels le médicament est interrompu. Il faut en cesser immédiatement l'usage si le malade se plaint de lourdeur de tête, de somnolence, d'un sentiment de plénitude, de vertiges ou de bourdonnements d'oreilles, surtout si ces symptômes s'accompagnent de saignement de nez, quelque léger qu'il puisse être.

Sauf quelques cas exceptionnels, on ne doit jamais employer les hypophosphites pendant la période aiguë d'une inflammation pulmonaire, soit primitive, soit survenant comme complication de la phthisie.

Les règles précédentes suffiront dans la grande majorité des cas, mais il me serait impossible, sans abuser trop longtemps de votre indulgence, d'entrer dans les détails nécessaires pour le traitement prophylactique des différentes variétés qui peuvent se présenter suivant les différents tempéraments. Avant de conclure cependant, je veux décrire la manière d'obtenir les hypophosphites à l'état de pureté. L'immense majorité des sels que l'on trouve sous ce nom dans le commerce est non-seulement inefficace, mais même nuisible. Il y aurait sans doute un moyen d'éviter cette difficulté. Il me suffirait pour cela de recommander spécialement les produits de telle ou telle maison. J'ai dit plus haut les raisons qui m'en empêchent. Comme cependant l'emploi d'un sel pur est absolument indispensable, les détails suivants permettront à toute personne ayant la moindre notion de chimie de se le procurer, si elle n'aime mieux s'adresser à un pharmacien ou à un chimiste en qui elle peut avoir toute confiance.

On prend un vase cylindrique en fer-blanc, ayant 65 centimètres de hauteur sur 30 centimètres de diamètre et on le remplit à moitié d'un lait de chaux, formé en dissolvant de la chaux vive obtenue par la calcination du marbre blanc. On ajoute quatre ou cinq bâtons de phosphore et on maintient le tout en ébullition modérée pendant à peu près douze heures. Il faut avoir soin de remplacer l'eau perdue par évaporation et d'y remettre du phosphore lorsque celui-ci vient à s'épuiser, ce que l'on reconnaît à ce qu'il cesse de se dégager de l'hydrogène phosphoré. La quantité de phosphore employé de la sorte dépendra de la forme et de la grandeur du vase dont on se sert, du degré d'ébullition etc. Au bout de douze heures ou quelquefois plus tôt, on laisse refroidir le liquide et on le filtre, puis on y fait passer un courant de gaz acide carbonique jusqu'à faire redissoudre une partie, sinon la totalité du précipité qui s'est d'abord formé. On fait de nouveau bouillir le liquide assez longtemps pour décomposer le bicarbonate calcaire qui s'était produit et le précipiter à l'état de carbonate. Après refroidissement on filtre une seconde fois, on évapore jusqu'à siccité au bain-marie, ou l'on fait bouillir jusqu'à formation d'une pellicule et l'on fait cristalliser. Le sel ainsi obtenu contient de l'hypophosphite de chaux pur avec peut-être une légère trace de phosphate ou de carbonate; il est surtout sans mélange de chaux libre dont la présence est nuisible au plus haut degré (1).

(1) On apprendra sans doute avec quelque surprise que certains journaux de médecine ont

L'hypophosphite de soude se prépare en ajoutant du carbonate de soude à une solution d'hypophosphite de chaux, en ayant soin d'employer un excès de ce dernier sel. La présence même d'une petite quantité d'un carbonate alcalin, influe d'une manière très-fâcheuse sur l'effet thérapeutique des hypophosphites. On doit donc rejeter tout sel qui offre cette impureté.

Le mode de préparation qui vient d'être décrit n'est peut-être ni le plus économique ni le plus scientifique, mais il est le plus facile et celui qui se prête le mieux à l'emploi général.

On peut employer comme prophylactiques soit le sel de chaux, soit celui de soude ; cependant, dans certains cas individuels que je ne puis m'arrêter à décrire ici, il y aura avantage à administrer tantôt l'une, tantôt l'autre de ces combinaisons.

Le sel que l'on a choisi se prend à la dose indiquée ci-dessus au moment du repas. Pour cela, on le fait dissoudre dans un demi-verre de lait ou dans une quantité égale d'eau que l'on sucre à volonté. Dans cet état de dilution, ces préparations ont un goût moins marqué et moins désagréable qu'une pareille quantité de sel de cuisine. On peut aussi les dissoudre dans le potage ou dans la boisson que l'on prend au repas.

Pendant l'administration des hypophosphites, on ne doit employer *aucun autre remède*, si ce n'est pour remplir quelque indication spéciale et d'après l'ordonnance expresse du médecin.

Comme médicaments prophylactiques, je conseille qu'on s'en tienne à l'emploi des sels de soude ou de chaux. Dans le traitement curatif cependant, on

décrit un procédé pour obtenir l'hypophosphite de chaux en omettant complétement l'emploi de l'acide carbonique pour se débarrasser de l'excès de chaux. Il est évident que l'ingestion de chaux libre dans un estomac dont la membrane muqueuse est déjà (comme cela arrive souvent chez les phthisiques) dans un état morbide, ne peut avoir que des résultats très-fâcheux. Aussi avais-je eu soin d'indiquer qu'il était indispensable d'employer des hypophosphites *purs* et débarrassés de chaux libre. J'avais cru cependant inutile de décrire la préparation de ces sels dans mon ouvrage, puisqu'elle se trouve dans tous les traités de chimie. La précaution de se débarrasser de l'excès de chaux est tellement élémentaire que ce n'est pas sans étonnement que je l'ai vu omettre par presque tous ceux qui ont décrit pour les pharmaciens le procédé à employer pour la préparation des hypophosphites, sauf par MM. Heywaerts et Franqui de Bruxelles. A quoi attribuer cette omission?

pourra dans quelques cas particuliers se servir avec avantage des hypophosphites de potasse, d'ammoniaque de fer et de quinine.

Enfin, comme règle de conduite générale, je dois ajouter que, si l'on a employé les hypophosphites pendant deux ou trois semaines à doses suffisantes sans qu'il y ait d'amélioration dans l'appétit, dans les forces ou dans l'état général du malade, il se trouvera *toujours*, après un examen suffisant, que cela doit s'attribuer à une des causes que j'ai indiquées précédemment.

Je finis ici cette lettre que j'aurais voulu rendre plus concise, si cela m'eût été possible, et, pour terminer, je demanderai seulement au *Tribune* et en général à la presse des États-Unis de se servir de l'influence qu'ils peuvent avoir sur le corps médical, pour obtenir de lui qu'il examine, sans prévention et surtout sans passion, cette question de la guérison et de la prophylaxie de la phthisie dont il serait difficile, il me semble, d'exagérer l'importance sociale, et dont, pour ma part, je ne prétends être que le faible et trop indigne interprète.

Mes confrères de l'autre côté de l'Atlantique me permettront-ils de leur faire ressouvenir qu'en thérapeutique comme dans toute autre science expérimentale, aucun nombre de cas négatifs ne peut l'emporter sur un seul résultat positif, dont *les conditions ont été déterminées*, à moins que l'on ne montre en même temps ou que ces conditions ont été expressément remplies, ou qu'elles sont irréalisables? Mes confrères me pardonneront-ils de leur rappeler que ce qui arrive aujourd'hui à propos des hypophosphites et de la guérison de la phthisie, s'est présenté successivement à propos de chaque découverte en médecine et surtout en thérapeutique? Qu'ils en ouvrent les annales, et ils y verront que la découverte de la circulation du sang, que l'emploi médical de l'antimoine, du quinquina, de l'ipécacuanha, de la ciguë, de la vaccine et de la lithotritie, ont non-seulement soulevé l'opposition des contemporains qui les ont repoussés pendant de longues années, mais qu'ils ont fait naître dans le corps médical des passions et des fureurs dont on ne trouve de parallèle que dans les dissensions religieuses (1). Les auteurs de ces découvertes ont

(1) La découverte de la CIRCULATION du sang, par Harvey, loin de lui être avantageuse ne servit qu'à lui attirer des ennemis et à faire diminuer sa clientèle. Hume, dans son histoire d'Angleterre, fait observer à ce sujet que, parmi les contemporains de Harvey, il n'y a pas

non-seulement été réprouvés, mais, autant que le permettaient les habitudes de l'époque, persécutés par leurs détracteurs et leurs rivaux qui, après s'être arrogé devant leurs contemporains le rôle de défenseurs de l'humanité et de

d'exemple qu'un seul médecin qui eût dépassé l'âge de quarante ans, lors de cette découverte, l'ait admise.

En médecine l'usage de l'ANTIMOINE, qui était connu des anciens, était tombé dans l'oubli. Il fut reproduit au quinzième siècle par un moine allemand nommé Basile Valentin. En 1566, un arrêt du parlement, rendu sur la demande de la Faculté de Paris, en défendit l'usage en France. En 1609, Paulmier, professeur de la Faculté, fut chassé de son sein pour contravention à cet arrêt. L'usage de ce médicament continua cependant à se propager comme *remède secret*, jusqu'à ce qu'enfin, en 1666, la Faculté revînt sur l'arrêt qu'elle avait rendu *un siècle* auparavant et en permît l'emploi.

Le QUINQUINA fut introduit en Espagne par les Pères jésuites en 1638 et l'usage s'en répandit en France, en Angleterre et dans le reste de l'Europe. La faculté de Paris s'y opposa autant qu'elle le put. Les principaux médecins de l'époque, Stahl, Hoffmann et Boërhaave, s'en montrèrent les adversaires; Gui Patin, dans ses lettres, prétend qu'il n'a guéri personne et qu'il n'en est mention nulle part. Les choses restèrent en cet état jusqu'à ce qu'en 1688 le roi Louis XIV et plusieurs seigneurs de sa cour ayant été guéris de fièvres intermittentes par l'usage d'un *remède secret* administré par un Anglais nommé Talbot, qui en faisait payer chaque dose au prix de cinq mille francs, le roi lui acheta son secret pour en faire jouir le public, et on n'apprit pas sans étonnement que ce n'était que de la poudre de quinquina (que l'on connaissait depuis *cinquante* ans) *administrée de manière à la rendre curative*. Certainement Talbot n'était qu'un charlatan, et les médecins de l'époque ne se faisaient pas faute de le répéter; mais il faut se rappeler aussi que ceux qui représentaient les doctrines orthodoxes d'alors étaient les prototypes des Purgon et des Diafoirus de Molière.

L'IPÉCACUANHA, dont les propriétés médicales étaient connues depuis longtemps au Brésil, fut signalé pour la première fois en Europe en 1648 par le botaniste Pison, qui en indiqua parfaitement les propriétés. Il resta dans l'oubli jusqu'en 1680, lorsqu'il en fut tiré par un médecin hollandais nommé Jean Helvétius qui l'administra contre la dyssenterie sous forme d'un *remède secret* dont il ne dévoila la composition que moyennant mille louis et d'autres avantages qui lui furent concédés par Louis XIV. A ce propos, le botaniste Roques fait remarquer « qu'un peu de charlatanisme mène parfois à la fortune, et que du train dont « vont les choses, pour ne pas être dupe, tout le monde sera forcé de se faire charlatan. » C'est là un avis qui, depuis l'époque où il fut publié, en 1845, ne semble pas avoir été tout à fait perdu pour le corps médical.

LA CIGUE dont les propriétés avaient été connues et appréciées dans l'antiquité était à peu près oubliée, lorsque, vers 1760, Antoine Stoerck, médecin allemand, en recommanda de nouveau l'usage. Les résultats qu'il publia furent attaqués par ses contemporains avec la science et la bonne foi qui caractérisent le plus souvent et si particulièrement la polémique médicale. Quelques-uns d'entr'eux allèrent même jusqu'au point de soutenir que la ciguë, un des médicaments les plus actifs et les plus dangereux, n'avait pas plus d'action que l'eau tiède.

l'intérêt public, se sont montrés, aux yeux de la postérité, les représentants de l'ignorance, de l'égoïsme professionnel et des passions les plus sordides.

Aux arguties et aux injures de ses ennemis Stoerck répondit « qu'il écrivait pour les médecins « qui aimaient leur art et qui en désiraient l'avancement et surtout pour les médecins com» plétement dépourvus d'envie, » chose sans doute aussi rare à son époque que de nos jours.

Lorsque Jenner eut découvert la VACCINE, il se rendit à Londres pour en répandre l'usage, mais, après y être resté plus d'un an, il fut obligé de retourner chez lui sans avoir trouvé une seule personne qui voulût s'y soumettre. Les confrères auxquels il s'adressa lui répondirent qu'ils en avaient tant entendu dire sur la vaccine que la seule mention de ce moyen leur donnait des nausées. Plus tard *on prétendit* expérimenter l'utilité de la vaccine à *l'Hôpital des varioleux* de Londres, et, ainsi que le fait remarquer le biographe de Jenner, il s'en fallut peu que cette expérimentation ne donnât le coup de mort à sa découverte. Non content de laisser les sujets vaccinés au milieu d'une atmosphère chargée d'émanations varioleuses, le troisième et le cinquième jour après la vaccination on leur inocula la petite vérole, et comme celle-ci se développa, on en conclut à l'inutilité de la vaccine. Aujourd'hui ces prétendues expériences ne nous paraissent, à nous, que comme les résultats de la mauvaise foi ou de l'ignorance, mais les contemporains étaient d'un autre avis et les déclaraient aussi exactes que loyales. On le voit, rien ne manque au parallèle entre cette épreuve de la vaccine et les prétendus essais des hypophosphites faits à l'*hôpital des phthisiques* de Brompton et dans certains hôpitaux de Paris. Non contents de cette opposition sur le terrain de la science, les ennemis de Jenner entreprirent d'ameuter contre lui l'opinion publique, et pour cela ils firent circuler des caricatures où on le représentait comme un ogre dévorant les petits enfants. Enfin, lorsqu'il fallut se rendre à l'évidence et que l'utilité de la vaccine fut reconnue, on constitua à Londres une société pour en répandre l'usage, mais Jenner lui-même ne fut pas admis à en faire partie.

Pour terminer cet aperçu des persécutions médicales, je me contenterai de rappeler, sans entrer dans la question encore controversée du mérite relatif des différents procédés de LITHOTRITIE, que ce ne fut qu'en 1824, c'est-à-dire six ans après avoir été saisie de cette question pour la première fois par M. Civiale, que l'Académie de médecine daigna s'en occuper.

Un délai de six ans sur la question du traitement de la phthisie par les hypophosphites, dont deux sont déjà presque écoulés, équivaut, pour la France, à la mort d'un demi-million de personnes.

Le seul exemple, peut-être, offert jusqu'ici par l'histoire de la médecine d'une découverte thérapeutique qui ait été adoptée sans avoir eu auparavant à lutter pendant longtemps contre une opposition plus ou moins intéressée, c'est l'emploi de l'éthérisation pour supprimer la douleur. L'adoption générale de cette grande invention de Morton et Jackson a tenu sans doute en partie à la simplicité même du phénomène qu'il s'agissait de produire, mais beaucoup aussi, je crois, à ce que les premières applications en furent faites par des juges éclairés, et, comme le dit Stoerck : *ab invidia penitus immunes*, le docteur J. C. Warren et mon savant et vénérable ami le docteur George Hayward, de Boston.

PARIS. — IMP. BÉNARD ET Cie 2, RUE DAMIETTE.

www.ingramcontent.com/pod-product-compliance
Ingram Content Group UK Ltd.
Pitfield, Milton Keynes, MK11 3LW, UK
UKHW021031260726
13994UKWH00005B/2088

9 782329 164540